AF297591

ANALYSE

DE

L'EAU DE SIRADAN.

ANALYSE

DE

L'EAU DE SIRADAN

Par E. FILHOL

Docteur ès-sciences ; Pharmacien ; Professeur de Chimie et de Pharmacie à
l'École de Médecine de Toulouse, Membre de l'Académie des Sciences,
de la Société de Médecine , de la Société d'Agriculture, et du
Conseil de salubrité de la même ville ; Membre correspondant de la Société de Pharmacie de Paris , de
la Société d'émulation des Pharmaciens de
Montpellier , etc., etc.

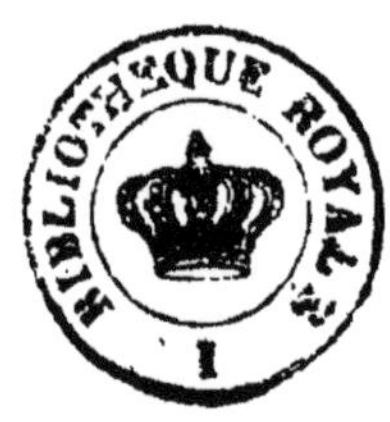

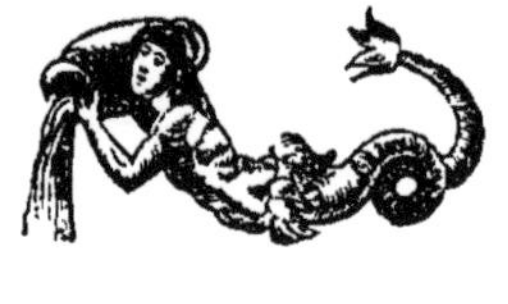

SAINT-GAUDENS

IMPRIMERIE DE J.-P.-S. ABADIE.

—

1847.

ANALYSE

DES EAUX MINÉRALES

DE SIRADAN.

Ayant été chargé, il y a quelque temps, par M. Dosset, propriétaire d'un établissement de Bains à Siradan (Hautes-Pyrénées) de faire l'analyse de l'eau de diverses sources qu'il employait soit en boisson, soit en bains, je me suis rendu le mois d'août dernier à Siradan où j'ai déterminé sur les lieux même et avec le plus grand soin la température de chacune d'elles et en outre la nature et la quantité du gaz qu'elles tiennent en dissolution.

Un nombre considérable de bouteilles neuves a été rempli en ma présence de l'eau de chaque source, les bouteilles ont été soigneusement bouchées et mastiquées pour être transportées à Toulouse où l'analyse a été terminée ainsi que je vais le rapporter.

Siradan possède des eaux minérales de deux sortes;

1o Une eau minérale saline dont l'analyse n'avait pas encore été faite et qui constitue le lac de Siradan;

2o Plusieurs sources ferrugineuses dont une a été analysée en 1812 par M. Save.

J'ai analysé 1o l'eau du lac, 2o une source ferrugineuse qui s'écoule sur un chemin situé au-dessus de Siradan, 3o j'ai répété l'analyse de l'eau ferrugineuse déjà analysée par M. Save et appartenant à M. de Sarrieu.

Source Saline (*Lac de Siradan.*)

L'eau du lac de Siradan est d'une limpidité parfaite, elle est sans odeur, sa saveur est légèrement amère, sa densité prise à la température de 16° centigrades est de 1,0024.

Un thermomètre centigrade plongé dans l'eau du lac à une profondeur de plus d'un mètre marquait, après un quart d'heure de séjour dans l'eau, 18°.

Un thermomètre tout pareil placé dans l'air marquait 14°.

Cette eau exposée à l'air conserve sa limpidité ; chauffée elle se trouble légèrement et laisse déposer une très-faible quantité de carbonate de chaux, de magnésie et d'oxide de fer.

Elle ramène lentement au bleu le papier de Tournesol rougi par les acides.

La potasse y produit un précipité blanc.

Le Carbonate de potasse y produit aussi un précipité blanc.

L'ammoniaque y détermine la formation d'un précipité floconeux assez abondant et qui ne se rassemble au fond du verre qu'au bout d'un quart d'heure environ.

L'eau de chaux y produit encore un léger précipité blanc.

L'azotate d'argent la trouble légèrement.

L'oxalate d'ammoniaque y produit un abondant précipité blanc.

Le chlorure de barium un abondant précipité blanc.

L'eau de savon y détermine un précipité floconeux très-abondant.

L'acétate de plomb un précipité blanc.

Le sublimé corrosif, n'y produit aucun précipité.

L'action de ces divers réactifs prouve donc que l'eau renfermait :

> Des Sulfates,
> Une trace de Chlorures,
> Des Carbonates,
> De la Chaux,
> De la Magnésie,
> De l'Acide carbonique.

Deux litres d'eau minérale ayant été introduits dans une bouteille neuve, j'ai versé dans cette dernière un peu d'ammoniaque bien pure et un excès de chlorure de barium. La bouteille ayant été fermée et vivement agitée, fut abandonnée pendant 24 heures, puis filtrée avec beaucoup de précautions à l'abri du contact de l'air. Le précipité bien lavé fut chauffé au rouge : son poids était de 4,100 grammes. Il fut lavé avec de l'eau distillée acidulée par l'acide azotique pur, jusqu'à ce que cette dernière ne lui enlevât plus rien. La partie insoluble, pesée de nouveau après avoir été chauffée au rouge, avait perdu 0,700 grammes. Le poids du sulfate de baryte provenant des sulfates contenus dans deux litres d'eau était donc de 3,400 grammes, représentant 1,134 grammes d'acide sulfurique. L'eau de lavage avait dissous le carbonate de baryte. Je versai dans cette dissolution un petit excès d'acide sulfurique qui en précipita la baryte ; le précipité lavé avec soin, séché et rougi pesait 0,700 grammes. Il était formé du sulfate de baryte provenant de la décomposition du carbonate de la même base et correspondait à 0,591 grammes de carbonate de baryte représentant 0,132 grammes ou 86 $^{c.c.}$ d'acide carbonique.

Dix litres d'eau minérale furent alors évaporés à siccité et fournirent un résidu d'un blanc grisâtre ; ce résidu fut épuisé par l'alcool bouillant auquel il abandonna 0,050 grammes de matière saline, sur la nature de laquelle je reviendrai tout-à-l'heure ; il fut ensuite desséché de nouveau, et chauffé au rouge

sombre son poids était alors de 20,050 grammes.

La solution alcoolique fut évaporée à siccité ; le
résidu de l'évaporation de l'alcool ayant été chauffé
au rouge, dans un petit creuset de platine, fut repris
par quelques gouttes d'eau distillée qui laissèrent
indissoute une très-petite quantité de magnésie : la
solution fut enlevée à l'aide d'une petite pipette et ,
examinée avec les réactifs, elle fournissait avec l'a-
zotate d'argent un abondant précipité blanc, caille-
botté, soluble dans l'ammoniaque, insoluble dans l'a-
cide azotique et formé de chlorure d'argent : l'oxalate d'ammoniaque y déterminait un abondant précipité blanc ; le chlorure de platine y décélait l'existence d'une trace de chlorure de potassium : ce résidu contenait donc du chlorure de calcium , de magnésium , de potassium ; mais ces deux derniers s'y
trouvaient en si petite quantité que j'ai dù me con-
tenter d'en constater la présence sans chercher à les
doser, ce qui n'eut été possible qu'en opérant sur
une quantité de matière saline infiniment plus forte.

Le résidu insoluble dans l'alcool pesait 20,050
grammes, il fut épuisé par l'eau distillée bouillante
additionnée d'un quart de son volume d'alcool à 80º.
La présence d'une assez forte quantité de sulfate de
chaux dont l'analyse qualitative m'avait fait consta-

ter l'existence dans cette eau m'a décidé à recourir à ce procédé beaucoup plus commode que celui qui eut consisté à épuiser le sel par l'eau pure, car il eut fallu plusieurs litres d'eau distillée et des lavages extrêmement multipliés pour dissoudre les 14,828 grammes de sulfate de chaux que nous verrons plus tard exister dans le résidu, ce qui eut rendu l'analyse plus longue et plus incommode, sans augmenter son exactitude. J'ai constaté que l'eau alcoolisée et bouillante dissolvait très-bien tous les sulfates solubles qui existaient dans cette eau et n'entraînait pas la plus légère quantité de sulfate de chaux.

La solution hydro-alcoolique fut évaporée à siccité, et les sels chauffés au rouge dans un petit creuset de platine. Leur poids était de 2,880 grammes. Ils furent analysés par le procédé suivant.

La masse saline fut dissoute dans l'eau distillée et je versai dans la solution un excès de sulfure de barium, le précipité qui se forma fut recueilli sur un filtre et lavé avec soin. Le liquide qui avait passé à travers ce dernier fut conservé pour être joint aux eaux de lavage et être traité comme je le dirai tout-à-l'heure.

J'ai analysé séparément le précipité et la liqueur filtrée.

Le précipité était formé de sulfate de baryte et de

la magnésie provenant de la décomposition du sulfate de cette base ; il fut épuisé par de l'eau distillée bouillante, acidulée avec un peu d'acide sulfurique. La liqueur filtrée fut évaporée à siccité et le résidu chauffé au rouge; il pesait 2,780 grammes: j'ai constaté qu'il était formé en totalité de sulfate de magnésie.

Le liquide qui avait été séparé du précipité mixte du sulfate de baryte et de magnésie dont j'ai parlé tout-à-l'heure, renfermait les sulfates solubles autres que celui de magnésie ; il fut additionné d'un peu d'acide sulfurique pour décomposer l'excès de sulfure de barium et les autres sulfures qu'il pouvait renfermer, jeté sur un filtre et lavé avec soin. La liqueur qui passa à travers le filtre fut réunie aux eaux de lavage, évaporée à siccité avec le plus grand soin et le résidu chauffé au rouge ; son poids était de 0,100 grammes. Il fut redissous dans quelques gouttes d'eau distillée et la solution fut abandonnée à une évaporation spontanée. Elle fournit de petits cristaux aiguillés bien reconnaissables pour du sulfate de soude; le chlorure de platine ne déterminait dans leur solution aucun précipité.

Le résidu salin que l'alcool pur et l'eau bouillante alcoolisée avaient refusé de dissoudre fut traité par 250 grammes d'acide chlorhydrique pur et étendu de 10 fois son volume d'eau ; il produisit une effervescence

assez vive et s'empara des carbonates de chaux , de
magnésie , d'une petite quantité d'oxide de fer , d'un
peu de silice et d'une quantité notable de sulfate de
chaux. La solution fut évaporée à siccité à une très-
douce chaleur et épuisée par l'alcool bouillant qui s'empara du chlorure de calcium et de magnésium, provenant de la décomposition des carbonates de chaux, de
magnésie et d'une trace de fer. Elle laissa indissoute la
presque totalité du sulfate de chaux. La solution alcoolique fut évaporée à siccité et le résidu chauffé au rouge.
Repris par l'eau distillée après son refroidissement, il
laissa un résidu jaunâtre formé de magnésie et d'une
trace d'oxide de fer, pesant 0,097 grammes et correspondant à 0,200 grammes de carbonate de magnésie.
La solution fut précipitée par l'oxalate d'ammoniaque ; le précipité lavé , séché et chauffé au rouge
dans un creuset de platine fournit 1,072 grammes
de carbonate de chaux. J'ai eu soin de constater
qu'il ne renfermait pas de chaux à l'état caustique.

La matière saline qui avait refusé de se dissoudre
dans les véhicules précédents était blanche , et pulvé-
rulente. J'en fis dissoudre deux grammes dans un li-
tre et demi d'eau distillée froide, ils laissèrent un
résidu très-faible , composé en partie de silice et dont
la petite quantité ne m'a pas permis de déterminer le
poids. Je me suis assuré que la dissolution aqueuse

ne renfermait que de l'acide sulfurique et de la chaux.

Le résidu était donc formé de sulfate de chaux et d'une trace de silice.

En résumant les données que fournit l'analyse précédente, on voit que 10 litres d'eau minérale de Siradan renferment :

Acide carbonique.	0,066 gr.
Sulfate de chaux anhydre.	14,828
Sulfate de magnésie anhydre.	2,789
Sulfate de soude.	0,100
Chlorure de calcium.	0,050
Chlorure de magnésium.	traces
Chlorure de potassium.	traces
Carbonate de chaux.	1,072
Carbonate de magnésie.	0,200
Oxide de fer.	traces
Silice.	traces
Matières organiques.	traces
	20,000
Perte.	0,100

Si l'on compare les résultats de cette analyse avec ceux que M. Save a obtenus dans l'analyse de l'eau minérale de Ste-Marie, on sera tenté de considérer ces deux eaux comme essentiellement différentes, tandis que l'inspection des lieux dans lesquels elles se trouvent situées, porterait au contraire à penser qu'elles ont une origine commune ; cependant cette différence énorme n'est qu'apparente et l'eau minérale de Siradan qui, d'après les chiffres que je viens de donner, serait plus pauvre en matière saline que celle de Ste-Marie, renferme au contraire, ainsi que je vais le démontrer, une quantité plus considérable de sels que cette dernière : peut-être une nouvelle analyse des eaux de Ste-Marie faite par des procédés susceptibles de plus de précision que ceux qui étaient en usage à l'époque où celle de M. Save fut faite, conduirait-elle à démontrer l'identité de ces sources.

Quoiqu'il en soit je vais tout d'abord placer en regard les résultats obtenus par M. Save dans l'analyse de l'eau minérale de Ste-Marie avec ceux que j'ai obtenus dans celle de l'eau minérale de Siradan.

QUANTITÉ D'EAU ANALYSÉE : DIX LITRES.

SAINTE-MARIE.	SIRADAN.
Sulfate de chaux. . 14,756 g.	Sulfate de chaux. . 14,828 g.
	— de magnésie. 3,750
	— de soude. . 0,100
— de magnésie 5,426	Chlorure de calcium. 0,050
	— de magnésium. trace
	— de potassium.. trace
Carbonate de chaux. 3,688	Carbonate de chaux. 1,072
	— de magnésie. 0,200
— de magnésie. 0,216	Silice. . . . . ⎫
	Oxide de fer. . . ⎬ 0,100
	Mat. organi. et perte ⎭
Acide carbonique. . 3,255	Acide carbonique. . 0,660
27,341	20,760

Il ressort en apparence de cette comparaison que 10 litres d'eau minérale de Sainte-Marie auraient fourni 3,255 grammes d'acide carbonique, tandis que je n'en ai trouvé que 0,660 grammes, c'est-à-dire environ 5 fois moins dans celle de Siradan. Mais en examinant le mémoire de M. Save j'ai vu que ce chiffre était purement arbitraire, que M. Save n'avait pas dosé directement l'acide carbonique et que sa quantité ayant été déduite de celle du carbonate de chaux que ce chimiste avait trouvé dans l'eau, une erreur dans la détermination de ce sel pouvait en entraîner une très-grande dans celle de l'acide carbonique.

La quantité de carbonate de chaux trouvée par M. Save, dans l'eau de Ste-Marie, est d'environ le triple de celle que j'ai trouvée dans celle de Siradan; mais je crains qu'il n'y ait sur ce point une erreur dans l'analyse de M. Save. Voici sur quoi je fonde mon opinion.

Après avoir épuisé le résidu de l'eau de Sainte-Marie, successivement par l'alcool et une petite quantité d'eau froide, ce chimiste traite la partie insoluble par de l'acide chlorhydrique et déduit la quantité de carbonate de chaux de la perte qu'a éprouvée la masse totale après ce traitement; mais il est évident que si le sulfate de chaux qui faisait partie du mélange est soluble dans l'acide chlorhydrique, il s'en sera dissous une quantité plus ou moins notable en même temps que la chaux du carbonate, et que l'on comptera comme carbonate de chaux du sulfate de la même base ; or il est très-facile de constater que le sulfate de chaux, qui est très-peu soluble dans l'eau , est beaucoup plus soluble dans l'acide chlorhydrique même très-étendu ; je pense donc qu'il n'est pas impossible qu'une erreur de ce genre se soit glissée dans l'analyse de M. Save : il en résulterait que le chiffre du sulfate de chaux porté dans son analyse serait trop faible et celui du carbonate de chaux trop fort d'une quantité correspondante.

La quantité de carbonate de magnésie est sensiblement la même dans les deux analyses ; celle du sulfate de magnésie, plus faible en apparence dans celle de Siradan, y est au contraire plus forte, car il suffit de lire l'analyse de M. Save, pour voir qu'il a pesé du sulfate de magnésie renfermant son eau de. cristallisation , tandis que le sulfate que j'ai pesé a été chauffé au rouge. Le sulfate de magnésie cristallisé renfermant 51 0/0 d'eau de cristallisation , les 2,780 grammes de sulfate anhydre représentent 5,662 grammes de sulfate cristallisé, c'est-à-dire un peu plus qu'il n'y en a dans l'eau de Ste-Marie.

La même remarque s'applique au sulfate de chaux. M. Save ayant séché son résidu sur un papier à une douce chaleur, il est évident qu'il a dosé du sulfate de chaux cristallisé, tandis que celui que j'ai dosé avait été chauffé au rouge et était par conséquent anhydre ; or le sulfate de chaux cristallisé contient 20,79 0/0 d'eau, donc les 14,828 grammes de sulfate de chaux anhydre représentent 18,464 grammes de sel cristallisé. Je ferai en passsant la remarque qu'en admettant, ainsi que je le supposais tout-à-l'heure, que, dans l'analyse de M. Save, une erreur dans le dosage du carbonate de chaux eut entraîné une erreur correspondante dans celui du sulfate de chaux, les deux analyses s'accorderaient assez bien pour qu'on put assigner à ces deux sources une origine commune.

M. Save n'a pas dosé les chlorures dans l'eau de Ste-Marie ; cependant il dit dans son analyse que l'azotate d'argent produit un léger nuage dans ces eaux : je me suis assuré en examinant l'eau de la source qui s'écoule à côté de l'établissement de Ste-Marie qu'elle en contient autant que celle de Siradan.

On remarquera aussi que j'ai trouvé dans l'analyse de cette dernière un peu de sulfate de soude qui n'a pas été signalé dans celle des eaux de Ste-Marie, mais rien ne prouve qu'il n'en existe pas aussi dans cette dernière, car M. Save ne l'y a pas cherché : j'en dirai autant d'une trace d'oxide de fer et d'une trace de matière organique ; d'après **M.** Save, en effet, les sources de Ste-Marie ont toutes la même composition et l'une d'elles, dite source noire, repose sur un fond formé par une boue noirâtre répandant une odeur légèrement sulfureuse. L'eau du lac de Siradan se trouve exactement dans les mêmes conditions : je dois dire au reste que j'ai été étonné de trouver si peu de matière organique dans une eau stagnante en apparence, mais qui se renouvelle cependant d'une manière fort rapide, ainsi que le démontre la constance de son niveau dans toutes les saisons de l'année, même lorsqu'on en retire pour les bains une énorme quantité d'eau.

Si nous comparons maintenant les résultats des deux analyses nous trouverons que 10 litres de chacune de ces eaux contiennent :

PRINCIPES MINÉRAUX.	Ste-Marie.	Siradan.
Sulfate de chaux cristallisé. . . .	14,756 gr.	18,464 gr.
— de magnésie cristall. . . .	5,426	5,662
Carbonate de magnésie. . . .	0,216	0,200
— de chaux.	3,688	1,072
Sulfate de soude.	»	0,100
Chlorure de calcium.	»	0,050
Oxide de fer.	»	»
Chlorure de magnésium. . . .	»	traces
— de potassium. . . .	»	traces
Perte.	»	0,100
	24,086	25,548

En établissant la comparaison et la discussion précédentes je suis loin d'avoir voulu déprécier l'analyse de M. Save : cette analyse a été faite par un procédé qui était considéré comme suffisamment exact pour l'époque, mais dont les chimistes ne se contenteraient pas aujourd'hui. Le travail de M. Save, je le répète, est fort bien fait pour l'époque à laquelle il a été entrepris, mais je crois qu'une nouvelle analyse des eaux de Ste-Marie est devenue indispensable si l'on veut avoir une idée bien exacte de leur composition chimique.

Eaux minérales ferrugineuses. — Eau de la source qui s'écoule sur le chemin de Siradan.

Cette source s'écoule sur un petit chemin situé sur la montagne au pied de laquelle se trouve l'Etablissement de Siradan, et à une très-petite distance de ce dernier. L'eau qui se répand sur le chemin se recouvre presqu'immédiatement d'une pellicule irisée et ne tarde pas à laisser déposer de petits flocons d'oxide de fer hydraté ; ses propriétés sont les suivantes :

Elle est parfaitement limpide, mais elle ne tarde pas à se troubler au contact de l'air ; elle laisse déposer alors un mélange de carbonate de chaux et d'oxide de fer.

Sa densité diffère bien peu de celle de l'eau distillée; cette dernière étant 1,0000 celle de l'eau ferrugineuse est 1,0004.

Elle a une légère odeur ferrugineuse.

Sa saveur est styptique.

Dix litres de cette eau évaporés à siccité dans une capsule de porcelaine à une très-douce chaleur ont donné 1,562 grammes de résidu. Ce résidu a été successivement épuisé par l'alcool, l'eau distillée et l'eau régale.

Il a cédé à l'alcool 0,120 grammes de matières salines composées presque en totalité de chlorure de magnésium et renfermant en outre une trace de chlorure de calcium.

La partie insoluble chauffée au rouge pesait 1,344 grammes; elle avait donc perdu en eau 0,098; épuisée par l'eau distillée, elle a cédé à ce véhicule 0,298 grammes de sels qui ont été examinés comme il suit :

La dissolution a été additionnée de chlorure de barium; le précipité blanc qui s'est formé a été recueilli avec soin, et lavé sur un filtre; ce dernier a été brûlé dans un creuset de platine, et a laissé un résidu pesant 0,492 grammes. J'en ai déduit 0,002 grammes pour le poids de la cendre du filtre que j'avais déterminé dans une expérience précédente et j'ai obtenu ainsi le poids du sulfate de baryte 0,490 grammes. J'ai versé alors dans la liqueur restante de l'acide sulfurique étendu pour séparer l'excès de chlorure de barium, je l'ai filtré et après l'avoir saturé par de l'ammoniaque, j'y ai versé de l'oxalate d'ammoniaque ; le précipité blanc qui s'est formé recueilli, lavé et chauffé au rouge sombre dans un creuset de platine, pesait, déduction faite des cendres du filtre, 0,130 grammes.

Le liquide restant a été évaporé à siccité et chauffé au rouge pour chasser le sel ammoniac qu'il renfermait, puis redissous dans l'eau : j'ai versé dans cette nouvelle solution un petit excès de sulfure de barium pour précipiter toute la magnésie du sulfate de cette base ; le précipité renfermant toute la magnésie et le sulfate de baryte a été lavé avec soin ; je l'ai mis ensuite à digérer avec de l'eau acidulée par l'acide sulfurique, j'ai filtré la solution qui en est résultée : celle-ci évaporée dans un petit creuset de platine a fourni un résidu de sulfate de magnésie qui pesait, après avoir été chauffé au rouge, à l'abri du contact de l'air 0,108 grammes.

Le liquide que j'avais séparé du précipité mixte

du sulfate de baryte et de magnésie après l'addition
du sulfure de Barium fut mêlé avec une petite quantité d'acide sulfurique pour décomposer l'excès de
sulfure de barium ; le sulfate de baryte fut séparé par
filtration et la liqueur claire, évaporée à siccité, laissa
0,030 grammes d'un résidu blanc soluble dans l'eau,
cristallisant en petites aiguilles efflorescentes et composé en totalité de sulfate de soude.

La partie soluble dans l'eau renfermait donc :

> Sulfate de chaux,
> —— de magnésie,
> — de soude.

La portion de sel qui avait résisté à l'action dissol-
vante de l'alcool et de l'eau fut épuisée par l'eau
régale bien pure ; il se produisit une vive effervescence et il resta 0,025 grammes d'une matière insoluble grisâtre, rude au toucher et formée de silice.

J'ai versé dans la dissolution un excès d'ammoniaque qui en a précipité le fer à l'état d'oxide : celui-ci,
recueilli sur un filtre et bien lavé, pesait après
avoir été chauffé au rouge 0,200 grammes ; j'ai constaté qu'il renfermait une trace de manganèse. Le liquide restant fut additionné d'oxalate d'ammoniaque
et fournit un précipité blanc d'oxalate de chaux qui
fut recueilli et lavé avec soin ; il pesait après avoir

été chauffé au rouge sombre 0,602 grammes et était entièrement formé de carbonate de chaux. La liqueur séparée de l'oxalate de chaux fut évaporée à siccité, le résidu chauffé au rouge laissa 0,200 grammes de magnésie.

Enfin je versai dans deux litres d'eau, un peu d'ammoniaque et un excès de chlorure de barium. La bouteille fut bien bouchée et agitée : le liquide filtré 24 heures après, laissa sur le filtre un résidu qui pesait après avoir été rougi 0,717 grammes. En faisant toutes les déductions convenables on trouve que les deux litres d'eau renfermaient 0,137 grammes d'acide carbonique.

En résumé 10 litres d'eau ferrugineuse de Siradan ont donné :

Acide carbonique..	0,289 gr.
Chlorure de magnésium. . . .	0,120
— de calcium. . . .	traces
Sulfate de magnésie (anhydre) . .	0,108
Sulfate de chaux.	0,160
— de soude.	0,030
Carbonate de chaux. . . .	0,602
— de magnésie. . . .	0,200
Oxide de fer..	0,200
Manganèse.	traces
Silice, matière organique et perte.	0,044
	1,753

Eau Minérale de Siradan, analysée par M. SAVE.

Les propriétés de cette eau sont absolument les mêmes que celles de l'eau de la source précédente.

Dix litres d'eau évaporés à siccité à une très-douce chaleur ont donné 1,380 grammes de résidu ; ce dernier épuisé par l'alcool à 86º bouillant, lui a cédé un peu de matière organique et une petite quantité de matière saline. Celle-ci a été chauffée au rouge dans un creuset de platine taré à l'avance et a fourni un résidu insoluble d'une très-grande blancheur, pesant 0,044 grammes et composé presqu'en totalité de magnésie ; il renfermait cependant une trace de chlorure de calcium.

Les sels insolubles dans l'alcool furent séchés dans un petit creuset de platine et chauffés au rouge. Leur poids était de 1,098 grammes; ils avaient donc perdu indépendamment des 0,102 grammes de chlorure de magnésium et de calcium, 0,180 grammes d'eau provenant de l'eau de cristallisation des sulfates de chaux et de magnésie. Le poids des matières sèches était donc de 1,200 grammes. Les sels qui avaient refusé de se dissoudre dans l'alcool furent épuisés par l'eau et cédèrent à cette dernière 0 ,407 grammes de sels qui furent examinés de la manière suivante :

La solution fut acidulée par l'acide chlorhydrique, puis saturée exactement par l'ammoniaque et additionnée d'un excès d'oxalate d'ammoniaque : le précipité fut recueilli, lavé, séché, et, pesé après avoir été faiblement rougi, son poids était de 0,204, correspondant à 0 ,282 de sulfate de chaux anhydre.

La solution séparée du précipité fut évaporée à siccité et le résidu salin chauffé au rouge pour chasser le sel ammoniac qu'il renfermait. Il fut ensuite redissous dans l'eau distillée. La nouvelle solution fut mêlée avec un excès de sulfure de barium qui en précipita en même temps et la magnésie et l'acide sulfurique des sulfates. Le précipité fut soigneusement lavé, et la liqueur qui avait passé à travers le filtre, réunie aux eaux de lavage, fut conservée pour être examinée plus tard.

Le précipité mixte fut alors épuisé par de l'eau bouillante légèrement acidulée par l'acide sulfurique qui enleva la magnésie et laissa le sulfate de baryte. Ce dernier bien lavé et séché au rouge pesait 0,370. La solution de sulfate de magnésie provenant du traitement que je viens de décrire fut évaporée à siccité et chauffée au rouge dans un creuset de platine et à l'abri de l'air. Le poids du résidu était de 0,105.

Ce dernier était composé en totalité de sulfate de magnésie anhydre. La liqueur qui avait été séparée du précipité mixte de sulfate de baryte et de magnésie fut mêlée avec une petite quantité d'acide sulfurique pur et très-étendu d'eau pour séparer l'excès de sulfure de barium. Filtrée et évaporée à siccité, elle laissa pour résidu 0,017 grammes de sulfate de soude.

La portion de résidu insoluble dans l'alcool et l'eau fut épuisée par l'eau régale qui laissa un résidu pesant 0,050 grammes et composé de silice. Il se produisit pendant la solution une vive effervescence. La solution acide fut mêlée avec un grand excès d'ammoniaque qui en précipita l'oxide de fer. Ce dernier fut lavé et séché avec soin : il pesait après avoir été rougi 0,102 grammes.

La liqueur fut alors mêlée avec un excès d'oxalate d'ammoniaque, le précipité qui en résulta fut recueilli, lavé, séché et chauffé au rouge sombre ; son poids était de 0,449 grammes.

Enfin la liqueur restante fut évaporée à siccité et le résidu salin chauffé au rouge pour chasser le sel ammoniac : il resta dans le creuset 0,026 de magnésie.

J'ai versé dans deux litres d'eau, un peu d'ammoniaque et un excès de chlorure de barium. La bouteille fut bien bouchée et agitée. Le liquide filtré 24 heures après laissa sur le filtre un résidu qui pesait après

avoir été rougi 0,914 ; en faisant toutes les déductions convenables on trouve que les deux litres d'eau
renfermaient d'acide carbonique 0,172 grammes.

En résumant les données précédentes, on trouve
que 10 litres d'eau ferrugineuse de Siradan renfermaient :

Acide carbonique.	0,633 gr.
Chlorure de magnésium.	0,102
— de calcium.	traces
Sulfate de chaux.	0,282
— de magnésie.	0,105
— de soude.	0,017
Carbonate de chaux.	0,449
— de magnésie.	0,055
Silice.	0,050
Oxide de fer.	0,106
— de manganèse.	traces
Matière organique et perte. . . .	0,034
	1,833

Cette analyse diffère beaucoup de celle de M.
Save. Elle en diffère surtout par la quantité de fer
qui est environ le quart de celle que M. Save avait
trouvée dans l'eau de la même source. Je puis cependant garantir l'exactitude du chiffre que je donne,
car j'ai apporté un soin scrupuleux dans le dosage
du fer. La différence qu'on remarque sur les quanti-
tés de sulfates de magnésie et de chaux est plutôt
apparente que réelle, car, dans mes analyses, ces

sels ont été dosés à l'état anhydre, tandis que M. Save a pesé des sels renfermant leur eau de cristallisation. Si l'on fait les calculs nécessaires pour rendre le résultat des deux analyses comparable, on trouve que la différence est moins considérable qu'elle ne le parait sans cette précaution.

Le sulfate de soude, le carbonate de magnésie et le manganèse ne sont pas indiqués dans l'analyse de M. Save ; mais il faut dire aussi que ces sels n'ont pas été cherchés par ce chimiste.

Quoiqu'il en soit, je vais mettre en regard le résultat des deux analyses.

QUANTITÉ D'EAU ANALYSÉE : DIX LITRES.

PRINCIPES MINÉRAUX.	Analyse DE M. SAVE.	Analyse DE M. FILHOL.
Acide carbonique. . . .	0,833 gr.	0,633 gr.
Chlorure de calcium. . . .	»	traces
Chlorure de magnésium. . .	0,025	0,102
Sulfate de magnésic. . . .	0,296	0,214
— de chaux. . . .	0,197	0,340
— de soude. . . .	»	0,017
Carbonate de chaux. . . .	0,394	0,449
— de magnésic. . .	traces	0,055
Oxide de fer.	0,420	0,106
Manganèse.	»	traces
Silice.	0,025	0,050
	2,245	2,199

L'eau de la source qui s'écoule sur le chemin à Siradan, est évidemment plus riche en fer que celle qui s'écoule sur la propriété de M. de Sarrieu; c'est ce qui ressort clairement de la comparaison suivante.

QUANTITÉ D'EAU ANALYSÉE : DIX LITRES.

PRINCIPES MINÉRAUX.	EAU DE LA SOURCE de M. de Sarrieu.	EAU DU Chemin.
Acide carbonique. . .	0,633 gr.	0,289 gr.
Chlorure de calcium. . . .	traces	traces
— de magnésium. . . .	0,102	0,120
Sulfate de magnésie, . . .	0,214	0,108
— de chaux.	0,340	0,160
— de soude.	0,017	0,030
Carbonate de chaux. . . .	0,449	0,602
— de magnésie. . .	0,055	0,200
Oxide de fer.	0,106	0,200
— de manganèse . , .	traces	traces
Silice.	0,050	0,042
	2,199	2,149

Il résulte évidemment de ces analyses que les trois sources dont je viens d'indiquer la composition chimique, sont riches en matière saline, et tout porte à penser que celle du lac doit jouir de propriétés médicamenteuses, analogues à celles des eaux minérales salines de Ste-Marie, Capvern.

Quant aux sources ferrugineuses l'expérience a déjà démontré leur efficacité.

FILHOL.

Toulouse, ce 23 novembre 1846.

Agréments et ressources qu'offrent l'Établissement et la commune de Siradan.

A l'analyse qui précède et qui doit recommander les eaux de *Siradan* à l'attention des médecins, il n'est pas inutile d'ajouter quelques détails étrangers à la science, mais qui ne seront pas dédaignés par les baigneurs, par ceux-là surtout qui aiment à trouver quelques agréments dans les lieux où ils vont chercher la santé.

Le village de Siradan est situé dans une des vallées les plus riantes des Pyrénées, à quelques minutes de la route royale conduisant à Bagnères-de-Luchon, à l'entrée de la gorge qui conduit aux *Chalets St-Nérée*, visités, durant la saison des eaux, par de nombreuses cavalcades. Quand on quitte le fond du bassin pour se porter sur les hauteurs qui le dominent, on a devant soi l'un des plus gracieux et vastes paysages que l'œil puisse rencontrer dans les pays de montagnes. Les environs offrent aux promeneurs une infinité de curiosités naturelles, de sites variés et pittoresques, auxquels il n'a manqué, jusqu'à présent, que d'être mieux connus, pour obtenir une place dans les souvenirs du touriste et dans l'album du dessinateur.

A un tel lieu et aux eaux thermales et ferrugineuses qu'il renferme, il ne fallait qu'un établissement qui fut digne d'attirer et de retenir les baigneurs. M. Dosset, maire de Siradan, vient de le créer. Tout près de la source dont les propriétés chimiques ou médicales viennent d'être décrites par un habile professeur de la faculté de Toulouse, à quelques métres de l'Eglise communale, et à l'entrée d'un vaste jardin anglais qui va être disposé pour le plaisir des promeneurs, s'élève un élégant édifice dont la forme et le goût rappellent les jolies maisons qui bordent, à Bagnères-de-Luchon, la magnifique allée d'Etigny. Des cabinets de bains, propres, spacieux et parfaitement éclairés; des baignoires élégantes et commodes; des chambres meublées, tantôt avec propreté, tantôt avec élégance et dont le prix variera, pour la commodité de toutes les fortunes (1); un service prompt et intelligent : voilà ce que les

---

(1) Le prix des chambres sera de 1 fr. 25 c. jusqu'à 40 c. par jour.

Celui des bains, sera de 50 c. seulement, en y comprenant l'usage des eaux ferrugineuses de la source dite *du pré de Sarrieu*, dont la réputation est déjà ancienne; le propriétaire de l'établissement a eu soin de s'en assurer la jouissance par un bail à longues années.

étrangers sont sûrs de trouver dans cet établissement. Un médecin distingué du pays, M. le docteur Pégot, de Saint-Martory, déjà connu des personnes qui ont fréquenté, durant ces dernières années, les eaux de Bagnères-de-Luchon, s'y rendra une fois par semaine et y donnera des consultations ; du reste, le propriétaire n'a reculé devant aucun sacrifice pour concentrer, dans l'intérieur de l'établissement, tous les moyens de *confort* et de bien-être, qu'on n'est guère accoutumé à trouver que dans les villes populeuses qui ont depuis long-temps le privilége d'attirer toutes les classes de la société. Un traiteur y tiendra table d'hôte dans une salle spécialement affectée à cette destination ; on servira chaque baigneur en particulier, suivant ses goûts et sa fortune ; les personnes qui, venues en famille, ou qui, par tout autre motif, ne voudraient pas adopter ce régime, seront libres de pourvoir elles-mêmes à la préparation de leur ordinaire et auront toute facilité pour cela ; les approvisionnements d'aucun genre ne feront défaut, le pays fournissant abondamment et à bon marché de la volaille, des légumes, du laitage, du poisson et du gibier. Une salle de billard, avec café, une bibliothèque assortie au goût habituel des baigneurs, des journaux avec un salon pour la lecture, où sera un piano, des chevaux de course en nombre suffisant pour les promenades dans les environs , seront constamment à la disposition des étrangers : aussi peuvent-ils compter qu'avec le désir qui anime le propriétaire de féconder dans l'intérêt du pays , autant que dans le sien, tous ces élémens de prospérité , rien ne sera négligé pour que satisfaction leur soit donnée sous tous les rapports, et le temps n'est pas loin assurément, où, grâces à l'expérience qui viendra, chaque année, confirmer et agrandir la réputation des eaux de *Siradan*, le nouvel établissement prendra place parmi les plus fréquentés des Pyrénées,

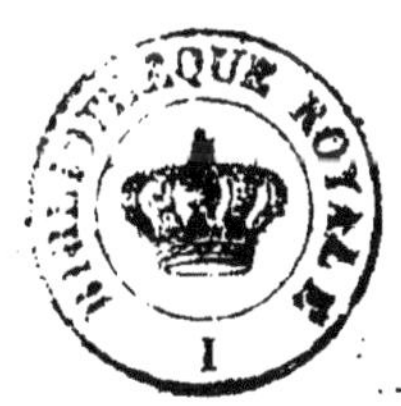

9 782019 997311